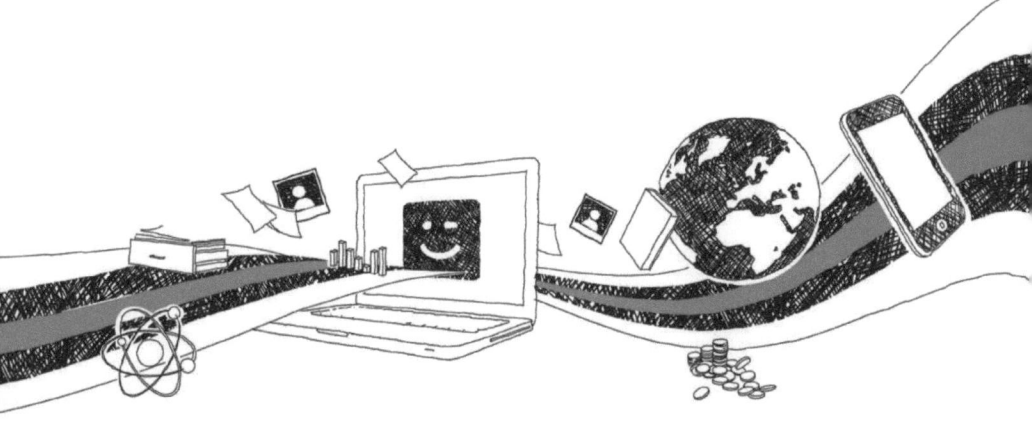
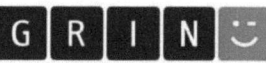

Analyse und Bewertung von Low-Carb-Diäten

GRIN ☺

Bibliografische Information der Deutschen Nationalbibliothek:

Die Deutsche Nationalbibliothek verzeichnet diese Publikation in der Deutschen Nationalbibliografie; detaillierte bibliografische Daten sind im Internet über http://dnb.d-nb.de abrufbar.

ISBN: 9783346627704
Dieses Buch ist auch als E-Book erhältlich.

© GRIN Publishing GmbH
Nymphenburger Straße 86
80636 München

Druck und Bindung: Books on Demand GmbH, Norderstedt Germany
Gedruckt auf säurefreiem Papier aus verantwortungsvollen Quellen

Das Buch bei GRIN: https://www.grin.com/document/1190090

Academy of Sports

Abschlussarbeit
Analyse und Bewertung
von Low-Carb-Diäten

Ernährungsberater B-Lizenz

Inhalt

Einleitung

Heutzutage sind laut RKI zwei Drittel der Männer und über die Hälfte der Frauen in Deutschland übergewichtig. 23 % der Männer und 24 % der Frauen sind sogar adipös. Des Weiteren sind 15,4 % der Kinder und Jugendlichen von Übergewicht betroffen, davon sind 5,9 % adipös (KiGGS Welle 2 (2014-2017).

Viele versuchen durch Diäten ihrem Übergewicht Herr zu werden, doch meistens ist genau das Gegenteil der Fall, der sogenannte JoJo-Effekt setzt ein und die Menschen werden meistens noch dicker als sie vorher waren. Nicht nur, dass die Psyche der Betroffenen darunter leidet, es kann darüber hinaus ernsthafte gesundheitliche Folgen haben. Das Risiko für Stoffwechselerkrankungen wie Diabetes mellitus Typ 2 oder Gicht, Fettstoffwechselerkrankungen, Fettleber und Refluxkrankheit, Erkrankungen der Gallenblase, Arteriosklerose, in weiterer Folge Herz-Kreislauf-Erkrankungen, Bluthochdruck, Schlaf-Apnoe-Syndrom, Hormonelle Störungen und einiger Krebserkrankungen (z. B. Brust-, Dickdarm-, Gebärmutter- und Nierenkrebs) kann ansteigen.

Die Low-Carb-Diät bzw. eine Low-Carb Ernährungsweise ist momentan in aller Munde und viele schwören auf kohlenhydratarme Ernährung, denn Kohlenhydrate haben dem Fett den Ruf des „Dickmachers" weggenommen. Die Anhänger der Low-Carb Ernährung sind davon überzeugt, dass kohlenhydratarme Ernährung das Risiko an vielen Krankheiten senkt und zu einer schnellen und vor allem dauerhaften Gewichtsabnahme führt.

Doch wie funktioniert eigentlich unser normaler Energiestoffwechsel und was verändert sich bei einer Low-Carb Ernährung? Welche Formen einer kohlenhydratarmen Ernährung gibt es? Diese Fragen werde ich im nachfolgenden Erläutern und die Vor- und Nachteile dieser Ernährungsweise aufzeigen.

Wie wird Energie im Körper bereitgestellt?

Schon der Philosoph Ludwig Feuerbach (1804–1872) sagte: „Der Mensch ist, was er isst". Dieses Zitat ist wohl jedem schon einmal über den Weg gelaufen. Wir wissen mittlerweile, dass die Wahl der Nahrungsmittel maßgeblich unsere körperliche und geistige Gesundheit beeinflusst.

Durch eine falsche Ernährungsweise kann unter anderem das Risiko an Diabetes, Bluthochdruck oder Arthrose zu erkranken steigen. Unsere Energie bekommen wir aus pflanzlichen und tierischen Lebensmitteln, die aus Kohlenhydraten, Fetten, Proteinen, Vitaminen, Mineral- und Pflanzenstoffen bestehen. Viele dieser Stoffe sind für uns essenziell, das heißt sie können nicht vom Körper selber hergestellt werden.

Jeder Körper ist anders. Daher verträgt nicht jeder Mensch die gleichen Lebensmittel gleich gut und auch unser Grundumsatz ist individuell zu bestimmen, um Über- oder Untergewicht zu vermeiden.

Wie funktioniert unser Energiestoffwechsel?

Um dem Körper genug Energie bereitzustellen benötigt er hauptsächlich Kohlenhydrate und Fette. Eiweiße dienen dem Körper vorrangig als Baustoff und werden nur bei zu geringer Kohlenhydratzufuhr als Energiequelle genutzt.

Zuerst benutzt der Körper die vorhandene Glukose als Energielieferant. Da aber die Glukose nicht 1:1 als Energie verwendet werden kann, muss der Körper sie in ATP umwandeln.

Die Glykolyse

Die Glykolyse findet im Zellplasma statt. Hier wird die Glukose in Pyruvat umgewandelt. Bei diesem Vorgang wird jedes Glukose Molekül in 10 Schritten gespalten und es entsteht aus jedem Glykose Molekül 2 Mal ATP.

ATP ist ein Molekül mit Phosphor-Sauerstoff-Bindungen. Durch die Abspaltung von Phosphat entsteht ADP (Adenosindiphosphat). Durch die Abspaltung von zwei Molekülen Phosphat entsteht AMP (Adenosinmonophosphat). Jeder dieser Spaltungen setzt im Körper Energie frei. Nun wird „nur" Wasser benötigt, damit diese Energiegewinnnung in jeder Zelle unseres Körpers stattfinden kann.

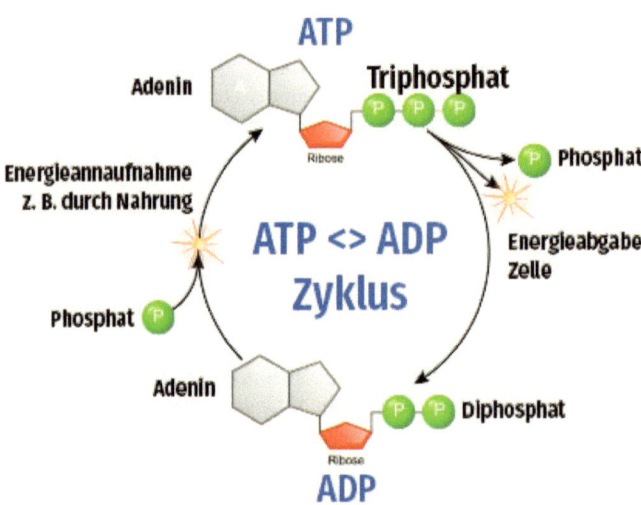

Abb. 1.: Der Energiestoffwechsel, Quelle: https://www.mbst-vet.de/adenosintriphosphat-mbst-kernspinresonanz-therapie.html)

ATP stellt in jeder Zelle Energie bereit, die für alle Arbeitsprozesse wie Bewegung, den Sauerstofftransport, die Zellerneuerung, die Verdauung und die Konzentration notwendig ist. Ohne ATP wäre unser Körper nicht Überlebensfähig.

Wozu benötigen wir diese Energie?

Die Energie benötigen wir zu 60 % für unsere Wärmeenergie, welche wir zur Aufrechterhaltung und Regulierung unserer Körpertemperatur brauchen.

Die restlichen 40 % sind chemische Energie, die für jede Form von körperlicher Funktion zuständig ist, wie Gehen, Muskeltätigkeiten, Verdauung, Organfunktionen, Wachstum, Wiederaufbau von Körpersubstanzen wie Fingernägeln, Stoffwechselaktivitäten und die Atmung. Alleine das Gehirn verbrennt schon 20 % der Energie, die uns am Tag zur Verfügung steht.

Was sind Kohlenhydrate und warum sind sie wichtig?

„Kohlenhydrate" ist ein Sammelbegriff für alle Zucker- und Stärkearten sowie für Ballaststoffe. Sie bestehen alle aus Kohlenstoff (C), Wasserstoff (H) und Sauerstoff (O). Sie werden in 3 Gruppen unterteilt:

Monosaccharide	Glukose, Fruktose und Galaktose	z.B. Süßigkeiten, Schokolade, Kuchen, Limonade, Obstkonserven
Disaccharide	Saccharose, Maltose und Laktose	z.B. Gemüse, Obst, Milch, Rübenzucker
Polysaccharide	Stärke und Glykogen	z.B. Vollkorn, Kartoffeln und Reis, Hülsenfrüchte

Abb. 2.: Übersicht Kohlenhydrate, Quelle: eigene Anfertigung)

Kohlenhydrate erfüllen wichtige Funktionen in unserem Körper. Unser Gehirn, unser Nierenmark und unsere roten Blutkörperchen können nur mit Energie aus Glukose arbeiten. Außerdem sind komplexe Kohlenhydrate Bestandteile unserer Knochen- und Bindegewebesubstanz und halten unseren Wasser- und Elektrolythaushalt aufrecht.

Wie wird aus Kohlenhydraten Energie?

Schon im Mund beginnt unsere Kohlenhydratverdauung. Der Speisebrei mischt sich mit unserem Speichel und die Polysaccharide werden durch das Enzym Amylase (Alpha Amylase, Ptyalin) gespalten. Aus Stärke entsteht Dextrin und aus Glykogen entsteht Maltose. Vom Mund aus kommt der Speisebrei in die Speiseröhre. Durch wellenförmige Bewegungen (Peristaltik) wird der Brei in den Magen befördert.

Im Magen wird der Speisebrei mit dem Magensaft vermischt und durch peristaltische Bewegungen weiterbefördert und weiter zerkleinert. Der Speisebrei hat eine Verweildauer von 2 bis 7 Stunden und wird dann in kleinen Mengen in den Zwölffingerdarm weitergeleitet. Die Amylase des Mundspeichels wirkt hier weiter, bis zur Deaktivierung durch die Magensäure. Die Bauchspeicheldrüse bildet Amylase, die die Wirkung der Mundspeichelamylase fortsetzt. Hier werden auch Glukosidasen gebildet, die die Verzweigungsstellen von Amylopektin und Glykogen spalten. Durch die Aktivität dieser Enzyme entstehen ebenfalls Dextrine. Die Endprodukte sind Maltose und Glukose.

Um die Nährstoffe vollständig resorbieren zu können, ist die Innenwand des Dünndarms (Dünndarmschleimhaut) mehrfach aufgefaltet, und erreicht somit eine enorme Vergrößerung der Oberfläche. Etwa 1 cm große Falten ragen in den Innenraum. Sie stehen quer zur Abflussrichtung und bremsen dadurch einen zu schnellen Weiterfluss des Speisebreis.

Es folgt die Zerlegung der Disaccharide Maltose, Saccharose und Laktose durch in der Dünndarmschleimhaut (*Mucosa*) befindlichen Enzyme. Das Enzym Maltase spaltet Maltose in zwei Glukose-Moleküle. Saccharase spaltet Saccharose in Glukose und Fruktose. Lactase spaltet Laktose in Glukose und Galaktose. Die Dünndarmschleimhaut resorbiert die Disaccharide und spaltet diese in Monosaccharide. Abschließend kommt es zur Abgabe ins Blut und zum Weitertransport in die Leber.

Wenn mehr Kohlenhydrate vorhanden sind als der Körper gerade benötigt, werden diese in Glykogen umgewandelt und in der Leber und der Muskulatur gespeichert.

Wenn darüber hinaus noch mehr Kohlenhydrate vorhanden sind, werden sie in Form von Fett (Depotfett) gespeichert – Eine Gewichtszunahme ist die Folge.

Kohlenhydrate und der Blutzuckerspiegel

Die Kohlenhydrate haben den größten Einfluss auf unseren Blutzuckerspiegel. Wie oben beschrieben werden Kohlenhydrate in unserem Körper in Einfachzucker aufgespalten. Somit steigt der Blutzuckerspiegel an und wird mit Insulin, das in der Bauchspeicheldrüse produziert wird, in die Zellen transportiert und dort in Energie umgewandelt. Bei einfachen Kohlenhydraten steigt der Blutzuckerspiegel sehr schnell an und die Bauchspeicheldrüse produziert sehr viel Insulin.

Nachdem der Blutzuckerspiegel schnell und stark angestiegen ist, folgt darauf eine rasche Absenkung des Blutzuckerspiegels. Wenn dies passiert kann es wiederum zu noch mehr Hungergefühl (Heißhunger), zu Müdigkeit, Schwäche und/oder Konzentrationsschwierigkeiten kommen.

Komplexe Kohlenhydrate (Polysaccharide) wie z. B. Vollkornprodukte sind nicht so einfach zu verdauen und brauchen eine Weile länger, um ins Blut zu gelangen. Daher steigt der Blutzuckerspiegel um einiges langsamer und gleichmäßiger an. Die Bauchspeicheldrüse produziert natürlich trotzdem Insulin, doch viel weniger explosiv als bei den einfachen Kohlenhydraten.

Um diese Auswirkungen auf den Blutzuckerspiegel zu bewerten, wurde der Glykämische Index und die Glykämische Last eingeführt. Diese Werte kategorisieren die Lebensmittel in verschiedene Kategorien die aussagen, wie schnell der Blutzuckerspiegel bei verschiedenen Lebensmitteln ansteigt.

Low-Carb

Low-Carb heißt übersetzt: wenig Kohlenhydrate (low = wenig carb/carbohydrates = Kohlenhydrate).

Dies bezeichnet, wie der Name schon erahnen lässt, eine Ernährungsweise die empfiehlt weniger Kohlenhydrate zu sich zu nehmen als die DGE (Deutsche Gesellschaft für Ernährung) empfiehlt.

Laut der DGE sollten 50-60 % des Gesamtenergiebedarfs mittels Kohlenhydrate gedeckt werden. Low-Carb bezeichnet eine Reihe von verschiedenen Ernährungsweisen, die keine einheitlichen Regeln aufweisen.

Die Low-Carb-Diäten wie die Atkins-Diät, die ketogene Ernährung oder die South-Beach-Diät funktionieren alle nach dem gleichen Prinzip. Es sollen weniger Kohlenhydrate konsumiert werden um den Körper beizubringen Fett als bevorzugte Energiequelle zu nutzen, um somit die Fettverbrennung zu aktivieren.

Für die Kohlenhydrate sollen gleichzeitig mehr Lebensmittel mit einem hohen Eiweiß- und Fettgehalt auf dem Speiseplan stehen. Somit werden Lebensmittel wie: Brot, Reis und Süßigkeiten von unserem Speiseplan verbannt bzw. reduziert. Als Ersatz für diese Lebensmittel sollen mehr Fisch, Fleisch, Nüsse und Milchprodukte verzerrt werden.

Bei der Atkins-Diät z. B. dürfen maximal 20 Gramm Kohlenhydrate pro Tag zugeführt werden. Andere Diäten/Ernährungsformen erlauben 50 bis 100 Gramm.

Die Geschichte von Low-Carb

Das erste Mal wurde in dem Buch von Jean Anthelme Brillat-Savarin „La Physiologie du Goût" (deutsch: „Die Physiologie des Geschmacks"), das 1826 erschien, über kohlenhydratarme Ernährung berichtet.

Brillat-Savarin war davon überzeugt, dass Zucker und Stärke die hauptsächlichen Ursachen für Übergewicht seien. Er schrieb in seinem Buch

„In der Tat werden die Fleischfresser nie fett, z. B. die Wölfe, Schakale, Raubvögel, Raben usw. Auch die Grasfresser werden nicht fett, solange wenigstens als das Alter sie in die Ruhe zwingt; sie werden aber schnell in jedem Lebensalter fett, wenn man ihnen Kartoffeln, Getreide oder Mehl aller Art gibt "

„Der zweite Grund von Fettleibigkeit liegt in den Mehlspeisen, aus denen der Mensch die Grundlage seiner täglichen Nahrung macht."

1864 ging William Banting, ein sehr übergewichtiger Engländer, zu seinem Arzt William Harvey, da alle Versuche abzunehmen erfolglos waren. Harvey empfahl ihm eine kohlenhydratreduzierte und fettreiche Diät auszuprobieren, die ihm von dem Arzt Claude Bernard aus Frankreich empfohlen wurde. Banting nahm mit dieser Kohlenhydrat reduzierten Diät knapp 23 Kg ab und verfasste daraufhin den Brief „Letter on Corpulence, Addressed to the Public".

In diesem Brief beschrieb Banting, wie er mit dieser Diät so viel abnehmen konnte. Die nach ihm benannte Banting-Diät war daraufhin in ganz Europa sehr populär.

1882 und 1885 veröffentlichte Wilhelm Ebstein, ein Arzt aus Göttingen, zwei Bücher über eine kohlenhydratarme Ernährungsweise, die der Banting Diät stark ähnelte.

1920 wurde die Hollywood-Diät von Judy Mazel entwickelt. Sie war der Überzeugung, dass Kohlenhydrate, die zusammen mit Eiweiß verzerrt werden, in Form von Fett gespeichert werden. Also entwickelte sie eine Diät, die sowohl Trennkost als auch Low-Carb aufgreift.

1930 galt die Low-Carb Ernährung als lebensgefährlich, da man davon ausging, dass diese Ernährungsform zu Nierenversagen, Skorbut und andere extreme Mangelerscheinungen führen müsse.

Vilhjálmur Stefansson ein Polarforscher ging daraufhin ein Experiment ein. Er wollte sich ein Jahr lang so ernähren wie die Inuit. Das heißt, Steffansson bekam ein Jahr lang nur Fleisch und Innereien, kein Gemüse und kein Obst. Das Ergebnis verwunderte die Forschung. Stefansson hatte weder Mangelerscheinungen noch irgendwelche anderen Krankheiten bekommen und fühlte sich besser als bei seiner vorherigen normalen Ernährungsweise. Die Ergebnisse wurde 1930 im Journal of Biological Chemistry veröffentlicht. Heutzutage würde die ketogene Ernährung am besten zu diesem Experiment passen.

In dieser Zeit wurde die Low-Carb Ernährung für die Diabetes Behandlung genutzt, da Insulin noch nicht synthetisch hergestellt werden konnte (dies gelang erst Ende der 60er Jahre), anstatt für die Reduzierung von Körperfett.

1967 hat der österreichische Arzt Dr. Wolfgang Lutz sein Buch „Leben ohne Brot" auf den Markt gebracht. In diesem Buch beschreibt Lutz, dass eine kohlenhydratarme und fettreiche Ernährung viel besser zu unserer Genetik passen würde und erfand die „Steinzeiternährung", heute auch als „Lutz-Diät" bekannt. Die tägliche Kohlenhydratzufuhr soll laut Lutz auf 72 g reduziert werden. Alten und Vorerkrankten werden 108 g Kohlenhydraten empfohlen.

In dieser Ernährungsform ging es nicht um das Abnehmen, sondern um die Heilung chronischer Krankheiten wie: Morbus Crohn, Colitis ulcerosa, Magenerkrankungen, Gicht, Metabolisches Syndrom, Epilepsie und Multiple Sklerose. Lutz selber behauptet, mehr als 10.000 Menschen geheilt zu haben.

Durch seine eigene Fettleibigkeit angetrieben, hat Dr. Robert Atkins die Forschungsergebnisse der kohlenhydratreduzierten Kost neu bewertet und 1992 das Buch „New Diät-Revolution" herausgebracht, welches sich 15 Millionen Mal verkaufte. Die Atkins Diät besteht aus 4 Phasen, wobei die letzte Phase als dauerhafte Ernährungsform angesehen wird.

2003 wurde die Glyx Diät und die LOGI-Methode auf den Markt gebracht, die den glykämischen Index (GI) mit in die Bewertung von Lebensmitteln mit einbeziehen. Bei der Glyx Diät werden Produkte mit niedrigem GI bevorzugt, weil sie langsamer ins Blut gehen und somit den Blutzucker nur langsam steigen lassen. Produkte mit hohem GI werden ausgeschlossen. Bei LOGI werden Lebensmittel nach der glykämischen Last (GL) und der üblichen Portionsgrößen bewertet (GI mal verzehrte Menge an Kohlenhydraten = GL).

Weitere Low-Carb Diäten:

- 1970: Die Dukan Diät vom Franzosen Pierre Dukan.
- 1999: Die Sears/Zonen Diät vom US-amerikanischen Biochemiker Barry Sears
- 2003: Die South-Beach-Diät vom amerikanischen Kardiologen Arthur Agatston
- 2010: erschien das Buch „The 4-Hour Body", in welchem der US-Amerikaner Tim Ferriss die Slow-Carb Diät vorstellte
- 2014: Bulletproof Diät vom US-Amerikaner Dave Asprey
- 2017: LCHQ-Methode (Low-Carb High Quality) Andreas Meyhöfer und Diana Ludwig

Low-Carb Heute

Was Atkins, Lutz und alle vor ihnen erforschten, wurde immer wieder neu aufgegriffen und hat heute viele Namen und Ausprägungsformen.

Von der LOGI-Methode, die Paleo Ernährung, über die ketogene Ernährung bis hin zur New-York-Diät. Alle haben das gleiche Ziel: Kohlenhydrate senken, Fett und/oder Eiweiß erhöhen. Diese Ernährungsformen sind heutzutage sehr populär. Ob sie wirklich gut sind, werde ich in den nachfolgenden Abschnitten beleuchten.

Wie funktioniert Low-Carb?

Bei einer Low-Carb-Diät wird wie schon erwähnt auf den Großteil der Kohlenhydrate verzichtet. Wie oben beschrieben benötigt unser Körper aber Glukose um ATP zu synthetisieren.

Wird über einen längeren Zeitraum auf Kohlenhydrate verzichtet, wechselt der Körper von unserem normalen Energiestoffwechsel in einen künstlich herbeigeführten „Hungerstoffwechsel" (Ketose). Der Körper benötigt Kohlenhydrate bzw. Glukose, um z. B. das Gehirn mit Energie zu versorgen.

Wenn dem Körper zu wenig Kohlenhydrate zugeführt werden und unsere körpereigenen Speicher aufgebraucht sind, muss der Körper die benötigte Energie auf anderem Wege selbst herstellen. Diese Energie wird aus Nahrungsfetten oder unserem Depotfett gewonnen. Unser Körper kann aber Fett nicht einfach verwerten. Um das Fett für den Körper nutzbar zu machen, muss aus dem Fett Ketonkörper hergestellt werden.

Dies passiert bei der sogenannten Ketogenese, die dafür zuständig ist aus Fett, Ketonkörper herzustellen. Dies passiert hauptsächlich in der Leber. Die durch den „Hungerstoffwechsel" (Ketose) hergestellten Ketonkörper können dann als Energiequelle genutzt werden.

Bei der β-Oxidation der Fettsäuren entsteht Acetyl-CoA aus denen Ketonkörper hergestellt werden. Der erste Ketonkörper der im Körper bereitgestellt wird, ist Acetoacetat (AcAc). AcAc kann wiederum in Aceton und 3-Hydroxybutyrat (3HB) umgewandelt werden. 3HB wird von unserem Körper als Energiequelle genutzt und Aceton wird ausgeatmet. Die Ausatmung von Aceton ist meistens mit starkem Mundgeruch verbunden.

Weitere Nebenwirkungen der Ketose können Kopfschmerzen, Schwäche und Müdigkeit sein – was manche auch als „Low-Carb Flu (Grippe)" bezeichnen.

Durch die Bildung der Ketonkörper wird das Fett als Haupt Energieträger verwendet und führt zu einer hohen Fettverbrennung.

Ausprägungsformen Low-Carb

Viele Wissenschaftler und Ärzte haben sich in den letzten 196 Jahren mit dem Thema kohlenhydratarmer Ernährung beschäftigt. Aus diesen Forschungen wurden immer wieder verschiedene Diäten und Ernährungsformen hervorgerufen. Momentan gibt es ca. 21 verschiedene Varianten der Low-Carb Ernährung.

Anabole Diät

Entwickelt wurde die Anabole Diät in den 80er-Jahren von Mauro Di Pasquales. Bei der Diät soll die Fettverbrennung und der Muskelaufbau gesteigert werden.

Bei der anabolen Diät gibt es zwei Phasen:

Phase 1: Die Kohlenhydratzufuhr wird bis auf 5 % heruntergefahren. Bis zu 60 % des Energiebedarfs wird aus Fett und 30-35 % aus Eiweiß bezogen.

Phase 2: Die zweite Phase dauert etwa zwei bis drei Tage. In dieser Zeit werden wieder 60 % Kohlenhydrate, 15 % Eiweiß und 30-40 % Fett verzerrt. Dies ist die sogenannte Schlemmerphase

Die Diät stützt sich auf die Annahme, dass nicht die Fette dick machen, sondern die Kohlenhydrate.

Atkins-Diät

Die Atkins Diät ist eine der bekanntesten Low-Carb-Diäten die in den 70er Jahren von Dr. Robert Atkins ins Leben gerufen wurde. Die Atkins-Diät ist eine sehr extreme Variante der Low-Carb-Diät, bei der kohlenhydratreiche Lebensmittel verboten sind. Nach der Meinung von Dr. Robert Atkins sorgen fett- und eiweißreiche Mahlzeiten wie Eier, Käse, Fisch etc. für einen Gewichtsverlust von 3-4 Kg je Woche.

Die Atkins-Diät wird in 4 Phasen durchgeführt, wobei die letzte Phase als Dauerernährung anzusehen ist.

Phase 1 – Die Einleitungsdiät

Die erste Phase der Diät hat eine Dauer von maximal 4 Tagen. In diesen Tagen dürfen maximal 20 g Kohlenhydrate pro Tag (dies sind etwa 120 g Kartoffeln) zugeführt werden. So wird der Körper gezwungen in den Fettstoffwechsel (Ketose) überzugehen.

In dieser Zeit sollen hauptsächlich rotes Fleisch, Fisch, Blattsalate, Eier und Fette wie Butter, Öle und Mayonnaise auf dem Speiseplan stehen.

Phase 2 – Die Reduktionsphase

Die zweite Phase hat eine Dauer von 2-8 Wochen. Die Kohlenhydrate werden pro Woche um 5 g erhöht. In diesen Wochen soll herausgefunden werden, um wie viel Gramm die Kohlenhydrate gesteigert werden können, bis weder ab- noch zugenommen wird.

In dieser Zeit sollen neben Fett, Fleisch und Fisch auch Gemüse, Obst, Nüsse und Hülsenfrüchte auf dem Speiseplan integriert werden.

Phase 3 – Die Vor-Erhaltungsdiät

Die dritte Phase startet, wenn nicht mehr viel zum Wunschgewicht fehlt. Diese Phase endet erst, wenn das geplante Wunschgewicht erreicht ist. Die Kohlenhydratzufuhr richtet sich nach der in Phase 2 herausgefundenen Menge. Diese ist bei jedem Menschen individuell.

In dieser Phase dürfen also komplexe Kohlenhydrate verzerrt werden. Im Vergleich zu den ersten beiden Phasen ist die Gewichtsabnahme um einiges langsamer.

Phase 4 – Die Erhaltungsdiät

Wenn das Idealgewicht erreicht ist, kommt man in die letzte Phase der Atkins-Diät. „Diät" ist für diese Phase nicht das richtige Wort, denn es soll ab diesem Zeitpunkt darum gehen, das Gewicht zu behalten und die gelernte Kohlenhydratmenge der ersten drei Phasen nicht zu überschreiten.

Es sind nun alle Lebensmittel erlaubt. Doch Zucker und einfache Kohlenhydrate sollten weiterhin nicht im Speiseplan vorhanden sein.

Bulletproof Diät

Die Bulletproof Diät kommt aus dem Jahre 2013 von Dave Asprey, ein US-amerikanischer Unternehmer und Autor. Diese Diät verspricht nicht nur eine Gewichtsabnahme, sondern auch einen Kick für den Energiestoffwechsel. Die wichtigsten Regeln bei der Bulletproof Diät sind:

1. Es gibt keine klare Mengenbegrenzung und kein Kalorienzählen
2. Die Energie soll aus Fetten stammen und nicht aus Zucker
3. Nur natürliche Lebensmittel, am besten in Bio-Qualität
4. Keine Getreide oder Hülsenfrüchte
5. Viel Salat, Obst und Gemüse
6. Fleisch, Fisch und Meeresfrüchte nur in höchster Qualität (keine Zuchtware)
7. Rohmilchprodukte
8. Keine Geschmacksverstärker
9. Viele Gewürze und Kräuter
10. Speisen sollten nicht stark erhitzt werden.

Dukan Diät

Die Dukan Diät von Dr. Pierre Dukan, ein Arzt aus Frankreich, soll beim Abnehmen helfen und folgt auch einem Prinzip der kohlenhydratarmen Ernährung. Diese Diät folgt wie die Atkins-Diät auch vier Phasen.

Die erste Phase ist die „Angriffsphase" in der nur Eiweißreiche Lebensmittel erlaubt sind. Darauf folgt die „Aufbauphase". In dieser Phase ist wieder Gemüse erlaubt. Trotzdem gibt es hier noch 1-2 reine Eiweißtage. Die dritte Phase ist die „Stabilisierungsphase". In dieser Zeit sind zusätzlich ein paar Früchte, Vollkorn und Käse erlaubt. In der letzten Phase, der „Erhaltungsphase", sind wieder alle Lebensmittel erlaubt.

Glyx Diät

Die Glyx Diät basiert auf dem Glykämischen Index (GI) von Lebensmitteln. Diese Diät wurde von der Ökotrophologin Marion Grillparzer in den 90er Jahren erfunden. Bei dieser Diät wird zwischen „guten" und „schlechten" Kohlenhydraten unterschieden. Die Lebensmittel werden mithilfe der Glyx-Tabelle in 3 Kategorien eingeteilt:

- niedriger GI unter 55 (Farbe Grün)
- mittlerer GI zwischen 55 und 70 (Farbe Gelb)
- alle Lebensmittel mit einem GI größer als 70 (Farbe Rot)

Zusätzlich zu der Einteilung nach GI wird auch noch der Fettgehalt mit in die Bewertung einbezogen. Es sollen hauptsächlich Lebensmittel verzerrt werden, die sowohl im GI als auch im Fettgehalt grün gekennzeichnet sind. Zusätzlich werden bei der Glyx-Diät mind. 20 bis 30 Minuten Bewegung empfohlen.

Erlaubte Lebensmittel sind z. B. die meisten Gemüsesorten, Vollkornprodukte, Haferflocken oder Käse. Verboten sind hingegen Weißbrot, Kekse, reife Bananen und Fertiggerichte.

Die Glyx Diät besteht aus verschiedenen Phasen

Phase 1 – Suppentage

Zu Beginn der Glyx-Diät werden drei Tage lang nur Suppen verzerrt. Dies soll dem Körper beim Entschlacken und entgiften helfen.

Phase 2 – Die Fettburner-Glyx-Wochen

Nach den 3 Suppentagen geht es in die „Fettburner -Glyx-Wochen". In diesen Wochen soll es ausschließlich grün gekennzeichnete Lebensmittel aus der Ernährungstabelle auf dem Speiseplan geben. Zum Frühstück wird z.B. ein Fatburner Drink getrunken oder ein Obstsalat gegessen.

Phase 3 – Die Dauerernährung

In der letzten Phase setzt die Dauerernährung ein. In der Dauerernährung soll das Essen weiterhin nach dem Glyx-Baukastenprinzip geplant werden. Um sich weiterhin gesund zu ernähren und nicht wieder zuzunehmen.

Hollywood Diät

Die Hollywood-Diät stammt aus den 1920er Jahren und sollte Filmschauspieler/innen schlank machen. Bei der Hollywood-Diät werden hauptsächlich Früchte verzerrt.

Die Kohlenhydrate dürfen nicht in Verbindung mit proteinreichen Lebensmitteln verzerrt werden. Laut der Hollywood Diät führt gerade der gemeinsame Verzehr zu Übergewicht. Die Diät ist demnach eine Mischung aus Trennkost und Low-Carb.

LCHF-Methode

Die Abkürzung LCHF bedeutet Low-Carb-High-Fat. Wie der Name schon sagt, sollen bei dieser Methode viele „gute" Fette zugeführt werden wie z. B. Nüsse. Gleichzeitig sollen wenig Kohlenhydrate wie z.b. Brot, Gemüse, Obst auf dem Ernährungsplan stehen.

Die LCHF-Methode gibt es in drei verschiedenen Ausprägungsformen:

- Striktes LCHF: unter 20 Gramm Kohlenhydrate am Tag.
- Moderates LCHF: 20-50 Gramm Kohlenhydrate am Tag
- Liberales LCHF: 51-100 Gramm Kohlenhydrate am Tag

Das Ziel dieser Diät ist einen Gewichtsverlust zu erzielen und stoffwechselbedingten oder entzündlichen Krankheiten vorzubeugen.

LCHQ-Methode

Die LCHQ-Methode wurde 2017 von Andreas Meyhöfer und Diana Ludwig vorgestellt. Bei dieser Methode werden Lebensmittel in eine Pyramide unterteilt

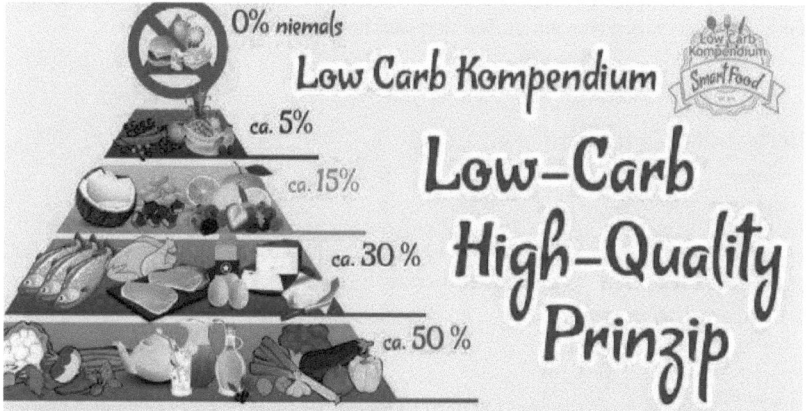

Abb. 3.: LCHQ Ernährungspyramide, Quelle: https://lowcarbkompendium.com/low-carb-high-quality-lchq)

Wie in der Pyramide zu sehen, fokussiert sich diese Ernährungsform auf den Konsum verschiedener Gemüsesorten. Wichtig dabei ist, dass wenig Stärke in den Lebensmitteln enthalten ist.

Die LCHQ-Methode setzt auf vier Grundsätze:

1. Vermeidung von Lebensmitteln wie: raffinierten Zucker, Agavendicksaft, Fertigprodukte und Getreide
2. Der Tagesbedarf an Kohlenhydraten: Nicht mehr als 15 % des Energiebedarfs
3. Die Menge der Kohlenhydrate je Gericht: nicht mehr als 10-15 %

Folglich soll sich die Auswahl der Lebensmittel auf viel Gemüse und proteinreiche Lebensmittel beschränken.

LOGI-Methode

Die LOGI-Methode verspricht eine nachhaltige Gewichtsabnahme, eine verbesserte Gesundheit und das Ganze ohne JoJo-Effekt.

LOGI bedeutet „Low Glycemic and Insulin Diet". Bei dieser Ernährungsform steht die Blutzuckerwirkung von den Lebensmitteln im Vordergrund. Die Lebensmittel werden, ähnlich wie bei der Glyx-Diät, klassifiziert.

Bei der LOGI-Methode wurde die Einteilung nicht „nur" nach dem glykämischen Index eingeteilt, sondern nach der glykämischen Last.

Die glykämische Last bezieht den glykämischen Index sowie die verzerrte Menge an Lebensmitteln mit ein. Eine niedrige glykämische Last reicht bis 10, während man bei Werten von über 20 von einer hohen glykämischen Last spricht.

Die Nachfolgende Tabelle zeigt anhand einer Ampel, welche Lebensmittel bei der LOGI-Methode verzerrt werden dürfen und welche nicht.

Milch und Milchprodukte	GI	KH pro 100 g oder ml	GL pro 100 g oder ml	Portionsgröße in g oder ml	KH pro Portion	Eiweißgehalt	GL pro Portion	kcal pro Portion	kcal pro 100 g oder ml
Kefir, vollfett[1]	😊	4	😊	150	6	■■■	😊	99	66
Kondensmilch, gezuckert	61	54	33	15	8	■□□	5	50	330
Milch, entrahmt	31	6	2	150	8	■■■	2	54	36
Milch, teilentrahmt	30	5	2	150	8	■■■	2	74	49
Milch, vollfett	31	5	2	150	7	■■■	2	96	64
Molke, natur[1]	😊	5	😊	150	7	■■□	😊	38	25
Pudding aus Puddingpulver und Vollmilch	44	16	7	200	32	■■□	14	210	105
Saure Sahne (10 % Fett)[1]	😊	3	😊	25	1	■□□	😊	29	117
Schlagsahne (30 % Fett)[1]	😊	3	😊	25	1	■□□	😊	72	288
Schmand (20 % Fett)[1]	😊	4	😊	25	1	■□□	😊	51	205
Smoothie (Fruchtshake)	35	12	4	200	24	■■□	8	112	56

Abb. 4.: Tabelle glykämische Last, Quelle: https://docplayer.org/22520967-Die-logi-methode-in-aller-kuerze.html)

Außerdem gibt es bei der LOGI Methode eine sehr hilfreiche Lebensmittelpyramide an der man sich sehr gut bei seiner neuen Ernährungsweise orientieren kann:

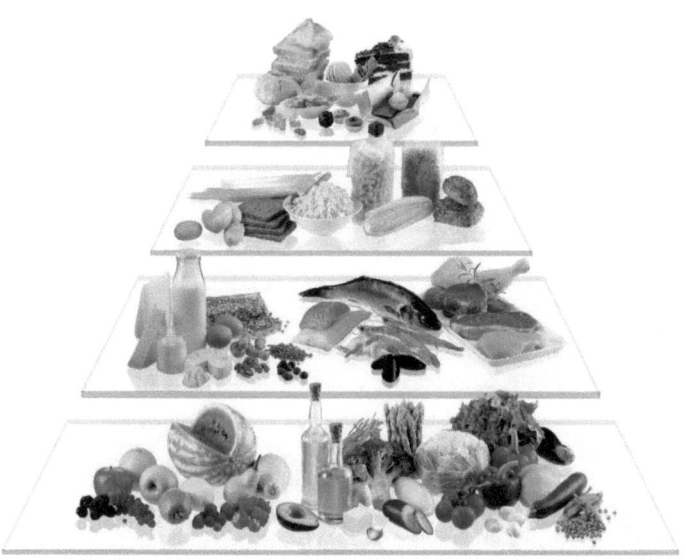

Abb. 5.: LOGI Ernährungspyramide, Quelle: https://logi-aktuell.de/logi-pyramide/)

Die LOGI-Methode folgt zudem noch weiteren Prinzipien die bei der Auswahl der Gerichte und Lebensmitteln eingehalten werden müssen:

Prinzip 1 – Massig essenzielle Nährstoffe

Die Zufuhr an essentiellen Nährstoffen erreicht man (laut LOGI) am besten durch viel Gemüse. Aber auch Fisch, Meeresfrüchte, Fleisch und Obst sind wichtig für die Zufuhr von Nährstoffen.

Prinzip 2 – Viele Sattmacher

Eiweißhaltige Lebensmittel wie Fleisch, Fisch, Eier, Milch- und Milchprodukte oder Hülsenfrüchte und Nüsse zu jeder Mahlzeit. Diese Lebensmittel machen satt. Es sollte nicht gehungert werden.

Prinzip 3 – Wenig Hungermacher

Vollkornbrot, Mischbrot, Hartweizennudeln, Reis, Kartoffeln und stärkehaltiges Gemüse nur in Maßen. Weißmehlprodukte, Süßigkeiten, Kuchen und süße Getränke so wenig wie möglich. Alles, was den Blutzuckerspiegel stark ansteigen lässt, sollte vermieden werden. Somit werden auch Heißhungerattacken zur Seltenheit.

Prinzip 4 - Viele Energie-Booster

Die Zufuhr von mehr Eiweiß und Fett bedeutet eine längere Verdauung. Somit kann der Körper durch den thermischen Effekt mehr Energie verbrennen ohne dass man den Körper bewegt hat.

Lutz-Diät

Die Lutz-Diät wurde von dem österreichischen Arzt Dr. Wolfgang Lutz entwickelt. Er veröffentlichte das Buch „Leben ohne Brot". Diese Diät wurde nicht primär zum Abnehmen entwickelt. Sie sollte eigentlich Volkskrankheiten wie; Bluthochdruck, Gefäßkrankheiten oder Karies vorbeugen. Heutzutage gilt aber auch diese Diät Form als Garant für eine rasche Gewichtsabnahme.

Dr. Lutz gewann seine Erkenntnisse aus Tierversuchen. Er gab fleischfressenden Tieren stärkehaltige Lebensmittel und sah, dass die Tiere krank wurden und an Gewicht zunahmen. Diese Erkenntnisse übertrug Dr. Lutz auf den Menschen und entwickelte die Lutz Diät.

Wie bei fast jeder Low-Carb-Diät rät Dr. Lutz zu Fleisch, Fett, Milch, Gemüse und Obst. Folgende Regeln müssen bei der Lutz-Diät befolgt werden:

- Kein Kalorienzählen: Fleisch, pflanzliches und tierisches Fett, Fisch, Eier und Milchprodukte sind in unbegrenzter Menge erlaubt.
- Gemüse, Salat und Obst darf auch in beliebiger Menge verzerrt werden.
- Trotzdem sollten 72 g Kohlenhydrate am Tag nicht überschritten werden.
- Es sollen ungesättigte Fettsäuren zum Braten verwendet werden.
- Wie der Titel des Buches „Leben ohne Brot" bereits verrät, ist der Verzehr von Brot so gut wie verboten.

Paleo Diät

Die Paleo-Diät wird auch Steinzeiternährung genannt, weil sie dem Prinzip folgt, sich wie zu dem Paläolithikum, der Altsteinzeit zu ernähren. Menschen, die die Paleo Ernährung verfolgen, sind der Auffassung, dass diese Ernährungsform evolutionsbedingt besser zu uns passt und sich positiv auf unsere Gesundheit auswirkt. Die Theorie besteht darin, dass unser Verdauungstrakt noch nicht genug Zeit hatte sich der heutigen, sehr Kohlenhydrat lastigen Ernährungsweise anzupassen.

Bei der Paleo Ernährung gibt es keine einheitlichen Regeln. Gegessen wird aber nur, was auch die Steinzeitmenschen vor langer Zeit jagen, sammeln, fischen oder pflücken konnten.

Erlaubte Lebensmittel sind unteranderem: Gemüse, Obst, Nüsse, Samen, Fleisch, Fisch, Geflügel, Eier, Honig, Kokosöl, Olivenöl und weitere pflanzliche Öle sowie Kartoffeln und Reis in kleinen Portionen.

Verbotene Lebensmittel sind unteranderem: Zucker, Süßstoffe, Süßigkeiten, Getreide, Kuchen, Bulgur, Mich, Joghurt, Sahne, raffinierte Öle, Zusatzstoffe, Softdrinks, Alkohol und Kaffee.

Ketogene Diät

Bei der ketogenen Diät dürfen maximal 20 g Kohlenhydrate pro Tag zugeführt werden. Diese Ernährungsform stützt sich auf dem Prinzip der Ketose, dabei wird der körpereigene Glukosespeicher geleert und Fett als Energielieferant verwendet. Das Fett wird in Ketonkörper umgewandelt und kann somit als Energie verwendet werden. Nudeln, Brot, Reis, Kartoffeln dürfen nicht verzerrt werden, auch Obst ist nur selten auf dem Speiseplan. Dafür sollen fetter Fisch, Fleisch, Wurst, Eier und kohlenhydratreiches Gemüse gegessen werden.

Montignac-Diät

Die Montignac Methode, von Michel Montignac, hat als erste mit dem glykämischen Index gearbeitet. Lebensmittel werden in 3 Kategorien eingeteilt: „schlechte", „gute" und „sehr gute" Lebensmittel.

Die Ziele dieser Methode sind:

1. Das Gewicht und Taillenumfang zu reduzieren
2. Den Cholesterin- und Insulinspiegel senken
3. Das Verhältnis von HDL- und LDL-Cholesterin zu verbessern
4. Das Risiko für Herz-Kreislauf-Erkrankungen zu senken.

Diese Diät ist in zwei Phasen eingeteilt. Die erste Phase geht über 2-3 Monate und soll mit den „sehr guten" Lebensmitteln zum gewünschten Gewicht führen. Die zweite Phase soll das Gewicht stabilisieren. Diese Ernährungsweise soll lebenslang durchgeführt werden um das Idealgewicht beizubehalten.

New York Diät

Die New York Diät verspricht in 14 Tagen einen Gewichtsverlust von bis zu 6 Kilo und eine Reduzierung des Bauchumfangs. Dazu soll kohlenhydrat- und fettarm aber dafür eiweißreich gegessen werden. Aber auch Sport, gerade Ausdauer- und Krafttraining, ist fester Bestandteil dieser Diät.

Bei der New York Diät gibt es die A-F Liste, auf der alle verbotenen Lebensmittel zusammengefasst sind.

A= alcohol (Alkohol), B= bread (Brot), C= tarchy carbohydrates (stärkehaltige Kohlenhydrate) D= dairy products (Milchprodukte) E= extra sweets (Süßigkeiten und Süßspeisen) und F= fruits and most fats (Früchte und Fette)

Sears Diät

Die Saers Diat (auch Zonen-Diät genannt) wurde vom Biochemiker Barry Sears erfunden. Die Diät soll zur Gewichtsreduktion und zur Verbesserung der körperlichen Leistungsfähigkeit beitragen. Saers empfiehlt, den Insulinhaushalt ausbalanciert zu halten. Im Mittelpunkt der Diät steht das „Optimum". Dies beschreibt eine Zufuhr von 40 % Kohlenhydrate, 30 % Eiweiß und 30 % (gesunden) Fetten. Die Mahlzeiten sollen mit einem Abstand von 4,5 Stunden eingenommen werden, damit der Hormonhaushalt konstant bleibt.

Slow-Carb-Diät

Die Slow-Carb-Diät wurde von Tim Ferriss entwickelt, der in seinem Blog schrieb: „How to lose 20 lbs. of Fat in 30 Days... Without Doing Any Exercise.". Die Slow-Carb Diät bezieht sich, wie einige anderen Low-Carb Diäten, auf den glykämischen Index. Es sollen vorwiegend „langsame Kohlenhydrate" mit unverdaulichen Ballaststoffen gegessen werden.

Somit hält das Sättigungsgefühl länger an und der Blutzuckerspiegel wird nicht so stark beeinflusst. Die Fettverbrennung kann also ungehindert loslegen und eine Gewichtsabnahme sollte schnell einsetzen.

South Beach Diät

Die South-Beach-Diät wurde von dem Kardiologen Arthur Agatston entwickelt. Auch die South Beach Diät empfiehlt Kohlenhydrate mit einem niedrigen glykämischen Index und ist in 3 Phasen aufgeteilt.

Phase 1 - Gewichtsabnahme und Stabilisierung des Blutzuckers:

In dieser Phase werden die Kohlenhydrate weitestgehend heruntergefahren. Es sollten nur Lebensmittel mit einem sehr niedrigen glykämischen Index verzerrt werden.

Phase 2 – Wiedereinführung:

In dieser Phase dürfen Kohlenhydrate mit einem niedrigen glykämischen Index verzerrt werden. Diese Phase wird so lange durchgeführt, bis das gewünschte Gewicht erreicht wurde.

Phase 3 – Stabilisierung:

In dieser Phase sind wieder alle Kohlenhydrate erlaubt. Diese Phase ist als Dauerernährung angelegt. Es sollte ein Leben lang auf Kohlenhydrate mit einem schlechten glykämischen Index verzichtet werden.

Stillman-Diät

Die Stillman-Diät von Dr. Irwin Stillman ist eine sehr alte kohlenhydratarme Diätform.

Bei der Stillman-Diät sollen mind. 8 Gläser Wasser am Tag getrunken werden. Es darf nur mageres Fleisch, Meeresfrüchte, Eier und fettfreier Hüttenkäse verzehrt werden. Dafür gibt es aber keinerlei Begrenzungen und kein Kalorienzählen. Essen sollte gekocht oder gebacken werden, aber nie gebraten oder in irgendeiner Art mit Öl gekocht werden.

Strunz Diät

Die Strunz Diät von Dr. Ulrich Strunz setzt auf Eiweiß, die er als sogenannte „Matabolic Power" bezeichnet. Die Diät soll nicht nur einen sehr schnellen Gewichtsverlust garantieren, sondern dem Körper auch einen zusätzlichen Energieschub geben.

Strunz fasste seine eigene Diät in zwei Regeln zusammen:

"Beherzigen Sie 2 Regeln:

1. *Zählen Sie weder Kalorien noch Fett - denn Fett macht nicht fett und Eiweiß macht schlank.*

2. *Bewegen Sie sich, denn Fett meidet man nicht, man verbrennt es. Wie oft? Am besten täglich."*

Auch die Strunz Diät ist in drei verschiedene Phasen aufgeteilt.

Phase 1:

In den ersten Wochen, maximal einen Monat, soll möglichst auf alle Kohlenhydrate verzichtet werden

Phase 2:

In den nächsten 3 Wochen muss „genetisch richtig" gegessen werden (so Strunz). Eiweiß, Obst, Gemüse, Nüsse und Samen stehen auf dem Speiseplan.

Phase 3:

Nach ca. 4 Wochen sind wieder Kohlenhydrate erlaubt. Dies begründet Strunz damit, dass in den vorherigen Wochen viele zusätzliche Mitochondrien aktiviert wurden und der Körper somit mehr Fettverbrennungsenzyme aufweist.

Weiter gibt es 6 Regeln nach der Strunz Diät:

1. Täglich 3 Liter Wasser trinken

2. Täglich 1-3 kg Gemüse und Obst essen

3. Es sollte immer Eiweiß in den Mahlzeiten vorhanden sein

4. 2-6 Esslöffel Pflanzenöl täglich sowie 20- 40 Gramm Nüsse und Samen

5. Brot, Nudeln etc. sollte man nur in kleinen Mengen zu sich nehmen.

6. Keine Fertigprodukte

Whole 30

Whole 30 ist ein 30 Tages Programm, das nicht vorrangig zum Abnehmen entwickelt wurde. Das Programm soll die Menschen bei der Entwicklung und Wahrnehmung einer gesünderen Lebensweise unterstützen.

Einen Monat lang soll auf Getreide, Zucker, Milchprodukte, Alkohol und Fertig-Lebensmittel verzichtet werden. Nach dem Programm sollten der Geschmack und der Geist an die neue Lebensweise gewöhnt sein. Die Theorie hinter Whole 30 ist, das am Ende der 30 Tage normale Süßigkeiten vermutlich viel zu süß sind und Fertig-

Lebensmittel nicht aromatisch genug schmecken und man sie aus geschmacklichen und gesundheitlichen Gründen ganz von alleine von seinem Ernährungsplan streicht.

Zero Carb Diät

Die Zero Carb Diät wurde erstmalig 1928 von Vilhjalmur Stefansson getestet. Der Polarforscher sah bei den Inuit, dass eine kohlenhydratfreie Ernährung möglich sei und unterzog sich ein Jahr lang dem Experiment sich so zu ernähren wie die Inuit.

Bei dieser Ernährungsweise werden alle Kohlenhydrate vom Speiseplan gestrichen, auch Obst und Gemüse. Stefansson hat sich ausschließlich von Fleisch und Innereien ernährt.

Stefansson fühlte sich mit dieser Ernährungsweise sehr wohl und behauptete, sich sogar besser zu fühlen als bei seiner vorherigen vollwertigen Ernährungsweise.

Vollständig auf Gemüse und Obst zu verzichten führt aber auf Dauer zu einer Unterversorgung von Vitaminen, Mineral- und Pflanzenstoffen.

Vor- und Nachteile von Low-Carb

Wie bei jeder Ernährungsform gibt es Vor- und Nachteile für den Körper. Mal abgesehen davon, dass man es überhaupt schafft seine Ernährung auf diese Art umzustellen und dies auch auf lange Sicht beizubehalten.

Vorteile Low-Carb

Es gibt, wie wir gesehen haben, zahlreiche Wissenschaftler, die sich mit dem Thema Low-Carb auseinandergesetzt haben und davon überzeugt sind, dass es viele positive Effekte auf unseren Körper hat sich kohlenhydratarm zu ernähren.

Abnehmen & Heißhunger

Der wohl größte und positivste Effekt ist der schnelle Gewichtsverlust. Dies motiviert die meisten Menschen weiter am Ball zu bleiben. Gerade weil bei einer Low-Carb-Diät nicht gehungert werden muss, wie bei manch einer anderen Diät.

Durch die geringen Mengen an Kohlenhydraten steigt der Insulinspiegel nicht so schnell an und fällt auch nicht mehr plötzlich rapide ab. Durch die überwiegende Zufuhr an Eiweiß und Fett bleibt der Blutzuckerspiegel niedrig und konstant. Somit werden Heißhungerattacken vermieden.

Durch Insulin wird auch der Fettabbau gestört und sorgt sogar dafür, dass Fett aufgebaut werden kann. Wenn also weniger Insulin ausgeschüttet wird, kann mehr Fett abgebaut werden.

Typ 2 Diabetes

Durchaus sinnvoll kann, laut Studien, eine Low-Carb Ernährung bei Typ-2-Diabetes sein. Die Studie „Twelve-month outcomes of a randomized trial of a moderate-carbohydrate versus very low-carbohydrate diet in overweight adults with type 2 diabetes mellitus or prediabetes, Nutrition & Diabetes" von 2017 verglich eine Low-

Carb mit einer Low-Fat-Diät. Bei Menschen mit Typ-2-Diabetes sank der HbA1c-Wert, die Medikamentendosis und das Körpergewicht.

Die Studie „Effectiveness and Safety of a Novel Care Model for the Management of Type 2 Diabetes at 1 Year: An Open-Label, Non-Randomized, Controlled Study, Diabetes Therapy" von 2018, stellte auch geringere HbA1c-Werte, weniger Insulin, weniger Antidiabetika und Gewichtsverlust fest. Die Vergleichsgruppe hingegen bekam vollwertige Mischkost (Standard-Therapie) und hatte nicht solche Erfolge vorzuweisen.

Der bewusste Umgang mit Lebensmitteln

Durch eine Low-Carb-Diät setzt man sich automatisch mit den Lebensmitteln auseinander, die neuerdings öfters oder vielleicht auch zum ersten Mal auf dem Speiseplan stehen. Es wird Wissen über die Zusammensetzung der Lebensmittel geschaffen und auch ein Verständnis hervorgerufen, wie viele Kalorien bestimmte Nahrungsmittel aufweisen und wie viele kcal der Körper benötigt.

Auch wenn man eine Diät vielleicht nicht durchhält, das Wissen bleibt und kann auch bei einer anderen Ernährungsweise angewendet werden.

Nachteile Low-Carb

Die Vorteile hören sich zwar sehr verlockend an, aber leider gibt es auch eine Reihe von Nachteilen auf unseren Körper.

Low-Carb-Grippe

Zu Anfang einer Low-Carb Diät kann es zu einer sogenannten Low-Carb-Grippe kommen. Durch die Umstellung des Energiestoffwechsels kann es dazu kommen, dass man sich kraftlos fühlt, sich nicht konzentrieren kann oder dass man sich sehr antriebslos fühlt. Außerdem kann es zusätzlich zu Schwindel und Kopfschmerzen kommen.

Allgemeines Wohlbefinden

Kohlenhydrate sind für den Aufbau von Serotonin, das sogenannte Glückshormon, verantwortlich. Daher kann es passieren, dass Menschen, die sich Low-Carb ernähren, häufiger schlecht gelaunt sind.

Auch Mundgeruch kann ein weiterer Nachteil von einer Low-Carb Ernährung sein. Durch die Energiebereitstellung durch Fett müssen Ketonkörper gebildet werden. Diese Ketonkörper riechen sehr stark nach Aceton und durch die Abatmung kann es zu starkem Mundgeruch kommen.

Vitamin- und Mineralstoffmangel

Ein Vitamin- oder Mineralstoffmangel kann eine weitere Folge von einer Low-Carb Ernährung sein, da Vitamine in Obst und Gemüse vertreten sind und diese bei einer Low-Carb Ernährung oft zu wenig oder gar nicht auf dem Speiseplan stehen.

Es kann zusätzlich passieren, dass zu wenig Ballaststoffe zugeführt werden und somit die Darmtätigkeit verschlechtert wird. Verdauungsprobleme wie Verstopfungen können die Folge sein.

Säure Basen Haushalt – Übersäuerung

Unser Körper verfügt über viele Mechanismen. Einer davon ist der Säure-Base-Haushalt. Der pH-Wert gibt an, ob wir uns in einem basischem oder saurem Milieu befinden. Ein pH-Wert <7 gibt an, dass wir „sauer" sind, ein pH-Wert >7 gibt an, dass wir „basisch" sind. Der Dünndarm und das Blut müssen z. B. immer basisch sein, um problemlos zu funktionieren.

Zur Regulierung des Säure-Basen-Gleichgewichts tragen die Puffereigenschaften des Blutes und der Gewebe sowie der Gasaustausch in der Lunge und der Ausscheidungsmechanismen der Niere bei. Störungen im Säure-Basen-Haushalt des Körpers führen zu Azidose (Übersäuerung) oder Alkalose (Untersäuerung) und wirken sich lebensbedrohlich aus.

Die Säuren können aus körperlicher Überanstrengung, durch Bewegungsmangel, durch Stress, durch Schmerzmittel, durchs Rauchen und aus schwarzem Tee oder Kaffee entstehen. Aber auch durch Fleischgenuss (Harnsäure), gepökeltes Fleisch, Käse (Salpetersäure) und Schweinefleisch (Schwefelsäure) entstehen (Eiweiß wird immer sauer verstoffwechselt).

Jede Säure kann durch eine Base neutralisiert werden. Die wichtigsten Puffersysteme sind der Natriumkarbonat-Puffer, der Hämoglobin-Puffer, der Eiweiß-Puffer und der Phosphat-Puffer

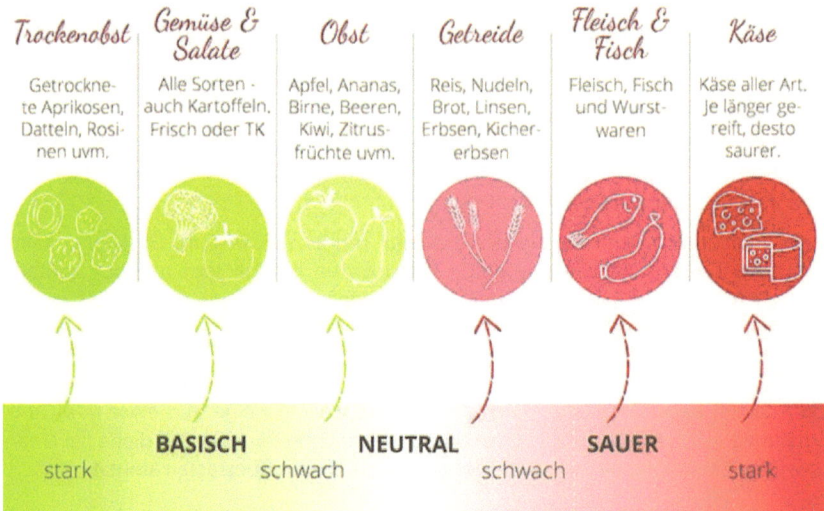

Trockenobst	Gemüse & Salate	Obst	Getreide	Fleisch & Fisch	Käse
Getrocknete Aprikosen, Datteln, Rosinen uvm.	Alle Sorten - auch Kartoffeln, Frisch oder TK	Apfel, Ananas, Birne, Beeren, Kiwi, Zitrusfrüchte uvm.	Reis, Nudeln, Brot, Linsen, Erbsen, Kichererbsen	Fleisch, Fisch und Wurstwaren	Käse aller Art. Je länger gereift, desto saurer.

BASISCH   **NEUTRAL**   **SAUER**

stark   schwach   schwach   stark

Abb. 6.: Welche Lebensmittel sind basisch oder sauer, Quelle: https://www.gesund-und-ich.de/gesundes-essen/basische-ernaehrung/

Egal aus welchen Lebensmitteln das Eiweiß kommt, kann das viele Eiweiß zu einer Übersäuerung (Azidose) des Körpers führen. Proteine werden in unserem Körper immer sauer verstoffwechselt. Bei einer Low- oder No-Carb Ernährung kommen Gemüse und Obst selten auf dem Speiseplan vor, daher kann ein Ausgleich der Säuren durch basisch verstoffwechselte Lebensmittel nicht erfolgen.

Mögliche Folgen von Übersäuerung:

- Müdigkeit, Antriebslosigkeit, Konzentrationsstörungen
- Appetitlosigkeit
- Hautprobleme, Haarausfall, brüchige Nägel
- Muskelschmerzen
- Kopfschmerzen
- Gelenkbeschwerden
- Osteoporose
- Immunschwäche

Krankheiten

Auch der zu hohe Verzehr von Fleisch kann zu Problemen führen. Das Risiko für Dickdarmkrebs, koronare Herzkrankheiten und Gicht kann zunehmen und auch der Cholesterinwert steigt an. Somit kann es das Risiko für noch weitere Krankheiten wie Herz-Kreislauf-Erkrankungen stark erhöhen.

Depressionen

In einer Studie in der Fachzeitschrift Archives of Internal Medicine von der University of South Australia in Adelaide wurde festgestellt, dass Menschen die über einen längeren Zeitraum (mehrere Monate) eine kohlenhydratarme Diät halten, stärker zu Symptomen von Depressionen und Ängsten neigen, als Menschen die eine Low-Fat-Diät einhielten.

Die Wissenschaftler beobachteten 106 übergewichtige Studienteilnehmer mit einem Durchschnittsalter von 50 Jahren über einen Zeitraum von einem Jahr. Die eine Hälfte der Teilnehmer bekam eine kohlenhydratarme, jedoch fettreiche Kost, die andere Hälfte eine fettarme, aber kohlenhydratreiche Ernährung.

Die Kalorienzufuhr betrug in beiden Fällen zwischen 1433 und 1672 kcal. „Bei der Gewichtsabnahme unterschieden sich die beiden Methoden kaum. Im Mittel verloren die Teilnehmer beider Gruppen jeweils 13,7 kg. Bei Tests auf Symptome von Depressionen und Ängsten sowie auf den Grad von Verwirrung und Ärger zeigten sich bei den Teilnehmern der Low-Carb-Gruppe deutlich höhere Werte", erklärt Prof. Raedsch.

„In den ersten Wochen verbesserte sich bei beiden Gruppen das psychische Wohlbefinden. Während die Beschwerden bei der Low-Fat-Gruppe auf einem relativ niedrigen Niveau blieben, stiegen die Werte im Falle der Low-Carb-Gruppe im Studienzeitraum zum Teil über die Ausgangswerte." [www.internisten-im-netz.de]

Leistungseinbußen

Gerade bei Sportlern kann eine kohlenhydratarme Ernährung zu Leistungseinbußen führen, da gerade die Glukose ein sehr wichtiger Energielieferant ist und auch zur Regeneration beiträgt. Wird zusätzlich zur Kohlenhydrat Reduktion auch noch zu wenig Energie in Form von Eiweiß zugeführt, kann es zu einem Muskelabbau kommen.

Motivation

Die meisten, die mit einer Low-CarbDiät begonnen haben, halten sie nicht auf Dauer durch. Die ersten Wochen sind noch sehr motivierend, da der Gewichtsverlust in den ersten Wochen enorm ist. Danach folgt aber ein Plateau. Zu diesem Zeitpunkt hören viele mit dieser Ernährungsweise wieder auf und der berüchtigte JoJo-Effekt setzt ein. Die Menschen werden somit dicker als sie zu Beginn der Diät waren.

Sterblichkeitsrisiko

Laut einer neuen Studie aus dem Lancet Public Health Fachmagazin kann sowohl ein zu geringer als auch ein zu hoher Kohlenhydratanteil in der Ernährung zu einem erhöhten Sterblichkeitsrisiko führen.

Wer sollte keine Low-Carb Diät durchführen?

Auch wenn die kohlenhydratarme Ernährung einige Vorteile hat, kann diese Ernährungsweise nicht von jedem durchgeführt werden. Für manche Menschen kann eine Low-Carb-Diät sogar lebensgefährlich sein.

Krankheiten

Grundsätzlich sollte eine Diät immer erst mit einem Arzt durchgesprochen werden. Gerade Menschen mit Vorerkrankungen sollten sehr vorsichtig mit Diäten umgehen.

Bei Herzkrankheiten kann die Umstellung der Energieversorgung den Körper zusätzlich schwächen, somit wird das Herz noch mehr belastet.

Menschen mit einer Fettsäurenverbrennungs-Störung ist auch von einer Low-Carb-Diät abzuraten. Durch einen Defekt bei bestimmten Enzymen, können bei solch einer Störung Fettsäuren nicht richtig abgebaut werden. Wenn also viele Fette anstatt Kohlenhydrate auf dem Speiseplan stehen, sammeln sich Stoffwechselprodukte im Blut. Es entstehen toxische Folgen für das Gehirn, Muskel- und Leberfunktionen. Eine Low-Carb oder ketogene Ernährung darf auf keinen Fall durchgeführt werden.

Bei einer Niereninsuffizienz (Nierenschwäche; eingeschränkter Nierenfunktion) sollte auch keine Low-Carb Ernährung stattfinden, da die Proteine die Niere sehr stark belasten.

Schwangere Frauen

Schwangere sollten ebenfalls keine Low-Carb-Diät ausprobieren. Folsäure ist in vielen Low-Carb-Diäten zu wenig vorhanden. Dies kann zu Geburtsfehlern führen wie z. B. Neuralrohr defekten, Gaumenspalten, Herzfehlern und Autismus - so Forscher im Fachjournal Birth Defects Research im Januar 2018. Das Gehirn arbeitet mit Glukose. So kann es dazu kommen, dass das Gehirn eines Ungeborenen sich nicht richtig entwickelt, wenn nicht genügend Kohlenhydrate zugeführt werden. Außerdem kann laut Keith Godfrey (Professor an der University of Southhampton) das Übergewichtsrisiko bei dem Kind steigen.

Kinder und Jugendliche

Kinder und Jugendliche sollten auf keinen Fall eine Low-Carb-Diät durchführen. Kinder sollten sich ausgewogen und vollwertig ernähren. Sie benötigen viel Energie und alle Mineralstoffe, Vitamine und Spurenelemente, um sich bestmöglich zu entwickeln.

Umsetzungsmöglichkeiten von Low-Carb im Alltag

Im Alltag erfordert sich nach dem Low-Carb Prinzip zu ernähren, sehr viel Disziplin und Planung. Gerade hierzulande ist der Weg zum Bäcker doch sehr verlockend für den kleinen Snack zwischendurch oder weil man sein Mittagessen nicht vorbereitet hat. Außerdem muss man lernen, welche Lebensmittel erlaubt sind und welche nicht.

Zu Beginn ist die größte Hürde, sich Alternativen für sein vorheriges Essverhalten auszuwählen und sich dann auch strickt daranzuhalten. Auch bei Restaurantbesuchen oder bei Freunden kann es manchmal schwierig sein, sich Low-Carb zu ernähren.

Anwendungsbeispiel

Gabi, eine 41 Jahre alte berufstätige Mutter mit zwei Kindern (3 und 6) möchte gerne gesünder leben und abnehmen. Momentan wiegt Gabi 79 kg und ist 160 cm groß, hat also einen BMI von 30 (Adipositas Grad I). Gabi´s Ziel ist es, mit einer Low-Carb Ernährung nach der LOGI-Methode mind. 15 Kg abzunehmen.

Gesamtenergiebedarf von Gabi: 2500 kcal

Ein Auszug aus Gabis Ernährungstagebuch

Zeit	Nahrungsmittel	Warum	Fett	Eiweiß	Kohlenhydrate	Energie
06:00	2 Weizentoast mit Marmelade (Erdbeere) und Nutella	Frühstück mit den Kindern	12,7	8,3	72,3	444

Zeit	Lebensmittel	Anlass			
09:00	2 Kaffee mit Milch und 3 Löffel Zucker	Mit Kollegen	1,2	3,6	96,1	402
09:30	1 Brötchen mit Remoulade und Käse vom Bäcker	Frühstück im Büro	12,4	10,7	37,6	307
11:30	Ein Stück Schokolade (ca. 15 Gramm)	Kleiner Hunger vor dem Mittagessen	4,4	1	8,7	79
12:30	Pommes und Currywurst	Mittagessen	36,9	19,2	43	575
14:30	Reste der Spaghetti mit Tomatensauce von den Kindern (halber Teller)	Zu Schade zum wegschmeißen	1,1	7	32,8	174
17:00	Eine Handvoll Gummibärchen	Heißhunger	0	1	11,6	51
18:30	3 Scheiben Graubrot mit Butter 1x Käse 1x Putenwurst 1x Nutella	Abendbrot	14,4	17,9	58,8	442
20:30	Halbe Hand voll Gummibärchen	Heißhunger	0	1	11,6	51
über den Tag verteilt	1 Liter Apfelsaft + 2 Gläser Wasser (ca. 250 ml)		1,2	0,6	122,4	493

Gesamt	26 %	10 %	64 %	3018 kcal
Gesamtenerg iebedarf				2500 kcal
				+482 kcal

Abb. 8.: Ernährungstagebuch, Quelle: Eigene Anfertigung)

Wie man sieht, ist die Gesamtzufuhr an kcal von Gabi über Ihrem Gesamtumsatz. Außerdem nimmt Gabi keine gesunden Nahrungsmittel wie Gemüse, Obst oder gesunde Fette zu sich. Für Gabi wird eine Umstellung auf eine Low-Carb Ernährung sehr schwierig, da sie sich momentan hauptsächlich von Kohlenhydraten ernährt und viel außer Haus isst.

Gabi muss nun mehr einkaufen und eine detaillierte Wochenplanung machen, um die neue Ernährungsweise und ihren Alltag unter einen Hut zu bekommen. Genauso muss Sie erst einmal lernen, welche Lebensmittel gut für Sie sind und welche nicht.

So könnte Beispielsweise ein Tag von Gabi aussehen:

Frühstück:

Das Frühstück bestand bisher aus viel zu vielen Kohlenhydraten und recht viel Zucker. Dies muss bei einer Low-Carb Diät auf jeden Fall vom Speiseplan gestrichen werden. Das neue Frühstück könnte z.b. durch Nüsse, Samen, Haferflocken und Quark ersetzt werden. Diese Lebensmittel enthalten viel Energie und haben einen geringen Kohlenhydratanteil.

Gabi entscheidet sich für ein Knusper-Quarkmüsli mit Orangen. Darin enthalten sind: Eine Blutorange, 50 g Quark, 100 g Vollmilchjoghurt, 2 EL Orangensaft, 2 EL Mineralwasser, ½ TL Agavendicksaft und 1 TL Sesam. Dies ergibt ca. 308 kcal (19 % Eiweiß, 26 % Fett, 55 % Kohlenhydrate) [Rezept: Das große LOGI-Kochbuch]

Mit dieser Mahlzeit sollte Gabi über den Tag keine Heißhungerattacken mehr bekommen. Der Insulinspiegel steigt dank des geringen Zuckeranteils nicht mehr schnell an und fällt auch nicht mehr rapide ab. Gerade die Schokolade am Vormittag oder die Gummibärchen sollten nicht mehr notwendig sein.

Mittagessen:

Das Mittagessen bestand bei Gabi sonst aus viel Fast-Food. Exemplarisch war hier im Ernährungstagebuch die Currywurst mit Pommes angegeben. Diese Mahlzeit besteht zwar aus viel Protein, hat aber durch die Zubereitung sehr viele gesättigte Fettsäuren und viel Kohlenhydrate in Form von Zucker in dem Curryketchup.

Dies ist ab sofort tabu. Also hat Gabi sich für einen würzigen Champignonsalat entschieden. In dem Champignonsalat sind folgende Zutaten enthalten: 1 Ei, 400 g Champignons, 1 kleine Zucchini, 1 Knoblauchzehe, 2 EL Rapsöl, 1 EL Butter, 1 EL

Balsamico, 1 EL Weißweinessig, ½ TL Salz, ½ TL Pfeffer, 1 TL Walnussöl, 1 TL Schnittlauchröllchen. Dies ergibt ca. 477 kcal (18 % Eiweiß, 76 % Fett und 6 % Kohlenhydrate) [Rezept: Das große LOGI-Kochbuch]

Bei dem Mittagessen für die Kinder hat sie sich anstatt von Spaghetti mit Tomatensauce auch für ein LOGI-Rezept entschieden. Kichererbsen Eintopf mit Hähnchen bestehend aus 300 g Kichererbsen, 1 Liter Gemüsebrühe, 2 Möhren, 1 Stange Lauch, 150 g Champignons, 200 g Hähnchenbrust, 1 Dose Tomaten, 2 TL Tomatenmark, 1 El Crème fraîche und 4 EL Kokosmilch. Anstatt die Reste der Kinder aufzuessen, hat sie etwas mehr gekocht und nimmt den Rest nächsten Tag mit zur Arbeit. Eine Portion hat ca. 407 Kcal (35 % Eiweiß, 29 % Fett, 36 % Kohlenhydrate). [Rezept: Das große LOGI-Kochbuch]

Snacks

Mit den bisher gegessenen Mahlzeiten sollte kein Heißhunger mehr aufkommen. Doch alleine aus Gewohnheit braucht Gabi auf der Arbeit zwischendurch etwas zum Snacken. Anstatt der Schokolade und den Gummibärchen hat sich Gabi für einen Nussmix entschieden. Für den Nachmittag stehen für sie und die Kinder Gemüsesticks mit Quark bereit.

Insgesamt Snacks: 560 kcal (41 % Fett, 41 % Eiweiß, 17 % Kohlenhydrate)

Weitere Alternativen wären bei der LOGI-Diät z.B. hart gekochte Eier mit etwas Fischpaste oder natürlich auch Gemüse und Obst mit etwas Frischkäse. Auch eingelegtes Gemüse, wie Gurken, oder Oliven, könnte ohne schlechten Gewissen verzerrt werden. Wenn doch mal der Heißhunger zuschlägt, kann man ausnahmsweise aber auch ein Stück Schokolade essen. Dies muss aber mindestens einen Kakao-Anteil von 70 % haben.

Abendessen

Zum Abendessen gab es bisher viel Brot. Das bedeutet auch eine Menge Kohlenhydrate für Gabi. Nach der LOGI-Diät geht dies natürlich auch nicht mehr. Also hat Gabi sich eine weitere Alternative gesucht.

Es gibt bei ihr Spinatomelett mit Rohkost bestehend aus: 60 g Kohlrabi, 60 g Möhren, 60 g Staudensellerie, eine halbe Schalotte, 100 g Blattspinat, ein wenig Olivenöl, 1 Ei, etwas Crème fraîche, 1 TL Butter, 50 g Vollmilchjoghurt, 25 g Quark und etwas Senf mit etwa 287 kcal (26 % Eiweiß, 59 % Fett, 15 % Kohlenhydrate) [Rezept: Das große LOGI-Kochbuch]

Getränke

Der Apfelsaft, der über den Tag verteilt getrunken wurde, lässt den Blutzuckerspiegel immer wieder stark ansteigen. Aber Gabi möchte auf den Saft nicht gänzlich verzichten. Daher entschied sie sich dafür nur morgens ein Glas zu trinken, anstelle eines Liters. Darüber hinaus trinkt sie über den Tag stilles Mineralwasser (etwa 1,5 Liter). Kaffee ist kein Problem, nur der Zucker wird ab sofort durch Süßstoff ersetzt, der den Blutzuckerspiegel nicht ansteigen lässt.

Gabi hat somit eine gesamte Kalorienzufuhr von etwa: 1900 Kcal an diesem Tag, diese Kalorien bestehen aus 26 % Eiweiß, 51 % Fett, 24 % Kohlenhydrate.

Auftauchende Probleme

Gabi ist die erste Woche voll motiviert bei der Sache. Sie hat aber sehr viel mehr zu tun als bei Ihrer „normalen" Ernährungsweise. Sie muss mehr einkaufen, mehr zubereiten und dann muss sie auch noch extra das Essen für die Kinder vorbereiten, Schulbrote etc., denn eine Low-Carb Ernährung ist für Kinder nicht geeignet, Für Kinder ist keine Form einseitiger Ernährung gut, Kinder sollten stets ausgewogen ernährt werden.

Gabi gibt schließlich nach zwei Wochen auf und erweitert ihren Speiseplan wieder um einige Lebensmittel die laut LOGI nicht auf dem Plan stehen würden. Gabi ist zwar jetzt sehr enttäuscht, dass sie den Plan nicht durchgehalten hat, hat sich aber dazu entschlossen nicht wieder in Ihre alten Verhaltensmuster zurückzufallen.

Gabi hat bei der ganzen Vorbereitung gelernt, welche Nahrungsmittel gesund sind und welche Lebensmittel welche Nährstoffe enthalten. Sie möchte gerne ein Vorbild für Ihre Kinder sein und fängt nun an, sich ausgewogen zu ernähren. Es gibt zwar inzwischen auch ab und an mal Fast Food und Süßigkeiten, aber das nicht, wie vorher, jeden Tag, sondern 1-2 Mal im Monat.

Eine Diät war für Gabi nichts. Sie hat aber dadurch gelernt sich bewusst mit ihrem Essen auseinanderzusetzen und hat erlebt, dass Essen zu ihrem Wohlbefinden beitragen kann. Anstatt einer Diät möchte sie jetzt zusätzlich 2-3 Mal die Woche Sport treiben.

Aber auch genau das Gegenteil hätte der Fall sein können und Gabi wäre unmotiviert wieder in ihre alten Verhaltensmuster zurückgefallen. Dies ist leider in der Regel der Fall. Somit essen die meisten Menschen nach einer Diät aus Frust mehr und gerade Süßigkeiten sind wieder hoch im Kurs. Der sogenannte JoJo-Effekt setzt ein und die Menschen werden dicker als sie vor einer Diät waren.

Mein Fazit und Empfehlung

In unserer Bevölkerung ist bedauerlicherweise oft nicht viel Wissen über ausgewogene und gesunde Ernährung vorhanden und viele versuchen den Diättrends aus Zeitschriften und Büchern zu glauben. Denn die Versprechungen sind einfach zu verlockend: „5 Kg abnehmen in 2 Wochen" oder „3 Wochen zu ihrer Bikinifigur". Doch fatalerweise folgt meistens der JoJo-Effekt, der nicht selten zu Depressionen oder allgemeiner Unzufriedenheit führt.

Aus meiner Arbeit wird für mich noch mehr deutlich, dass ich eine Diät, egal in welcher Form, nie empfehlen würde (außer es gibt eine medizinische Notwendigkeit, die von einem Arzt angeordnet wurde). Gerade die immensen Nachteile die ich in dieser Arbeit aufgezeigt habe, die Gefahr die Diät nicht durchzuhalten oder nach einer Diät noch mehr zuzunehmen, ist mir persönlich zu groß.

Ich denke, eine vollwertige Ernährung mit einer guten Auswahl an Lebensmitteln ist der richtige Weg, um einen mit Energie versorgten und gesunden Körper zu entwickeln. Es ist auch möglich, mit einer vollwertigen Ernährungsweise abzunehmen. Vielleicht langsamer als bei einer Low-Carb Diät, aber auf jeden Fall um einiges gesünder.

Dafür würde ich die 10 Grundsätze der DGE aufgreifen die besagen:

1. Lebensmittelvielfalt genießen: Wie ich sagen würde, esse bunt und bleibe gesund.
2. Gemüse und Obst „nehme 5 am Tag"
3. Vollkorn wählen
4. Mit tierischen Lebensmitteln die Auswahl ergänzen
5. Gesundheitsfördernde Fette nutzen
6. Zucker und Salz einsparen
7. Am besten Wasser trinken
8. Schonend zubereiten
9. Achtsam essen und genießen
10. Auf das Gewicht achten und in Bewegung bleiben

Wie in Punkt 10 schon erwähnt, würde ich nicht nur eine Ernährungsumstellung empfehlen, sondern auch ein wöchentliches Sport- bzw. Bewegungsprogramm. Der Körper wird somit weiter gestärkt und gerade die Bewegung an der frischen Luft ist neben einer gesunden Ernährung sehr fördernd.

Will man abnehmen sollte trotzdem darauf geachtet werden, sich nach den Regeln der DGE bzw. sich vollwertig zu ernähren, genug zu trinken (denn ohne genug Flüssigkeit ist es schwer abzunehmen) und darauf zu achten, dass man sich jeden Tag in einem Kaloriendefizit von max. 500-600 kcal befindet.

Literatur- und Quellenverzeichnis

Brillat-Savarin, Jean Anthelme (1979). Physiologie des Geschmacks oder Betrachtungen über das höhere Tafelvergnügen. Emil Ludwig. Insel Verlag. ISBN 978-3458321231.

Wolfgang Lutz: *Leben ohne Brot – Die wissenschaftlichen Grundlagen der kohlenhydratarmen Diät*, 16. Auflage, 2007, ISBN 3-88760-100-9

Dr. Nicolai Worm (2009). Glücklich und Schlank – Mit viel Eiweiß und dem richtigen Fett. Das komplette LOGI-Basiswissen 8. Auflage. Systemed Verlag. ISBN 978-3-927372-26-9

Franca Mangiameli (2005). Das Grosse Logi Kochbuch – 120 raffinierte Rezepte zur Ernährungsrevolution von Dr. Nicolai Worm 1. Auflage. Systemed Verlag. ISBN 3-927372-29-3

Christina Steinbach, Dana Lang, Sabine Haun., Lehrskript Grundlagen der Nährstoffe, Academy of Sports, Backnang.

Christina Steinbach, Sabine Haun., Lehrskript Grundlagen der Ernährung, Academy of Sports, Backnang.

Christina Steinbach, Dana Lang. Lehrskript Ernährungsberatung, Academy of Sports, Backnang.

Twelve-month outcomes of a randomized trial of a moderate-carbohydrate versus very low-carbohydrate diet in overweight adults with type 2 diabetes mellitus or prediabetes, Nutrition & Diabetes, 21.12.2017, siehe https://www.nature.com/articles/s41387-017-0006-9 [zuletzt abgerufen am 20.02.2022].

Effectiveness and Safety of a Novel Care Model for the Management of Type 2 Diabetes at 1 Year: An Open-Label, Non-Randomized, Controlled Study, Diabetes Therapy, 07.02.2018, siehe https://link.springer.com/article/10.1007/s13300-018-0373-9 [zuletzt abgerufen am 20.02.2022].

Dietary carbohydrate intake and mortality: a prospective cohort study and meta-analysis, 16.08.2018, siehe https://www.thelancet.com/journals/lanpub/article/PIIS2468-2667(18)30135-X/fulltext#seccestitle10 [zuletzt abgerufen am 20.02.2022].

William Banting: Letter on Corpulence. Harrison, 1869.siehe https://thenoakesfoundation.org/infographics/banting-letter-on-corpulence-in-todays-english [zuletzt abgerufen am 22.02.2022].

https://nutrilicious.de/blog/low-carb-diaeten/ [zuletzt abgerufen am 22.02.2022].

https://www.atkins.com/how-it-works/atkins-20/phase-4 [zuletzt abgerufen am 25.02.2022].

https://www.bulletproof.com/diet/bulletproof-diet/the-complete-illustrated-one-page-bulletproof-diet/ [zuletzt abgerufen am 25.03.2022].

https://lchf-deutschland.de/was-ist-lchf/lchf-diaet-gesundheit/# [zuletzt abgerufen am 25.02.2022].

https://krank.de/ernaehrung/diaeten/zone-diaet-sears-diaet/ [zuletzt abgerufen am 25.02.2022].

https://www.strunz.com/news/eiweiss-und-abnehmen.html [zuletzt abgerufen am 25.02.2022].

https://whole30.com/whole30-program-rules/ [zuletzt abgerufen am 25.02.2022].

https://www.lchf-gesund.de/de/lchf-wissen/lchf/kontraindikationen/ [zuletzt abgerufen am 25.02.2022].

https://onlinelibrary.wiley.com/toc/24721727/2018/110/2 [zuletzt abgerufen am 25.02.2022].

https://lowcarb-community.de/die-geschichte-von-low-carb/ [zuletzt abgerufen am 25.02.2022].

https://www.rki.de/DE/Content/Gesundheitsmonitoring/Studien/Adipositas_Monitoring/Adipositas/HTML_Themenblatt_Adipositas.html [zuletzt abgerufen am 10.03.2022].

https://www.rki.de/DE/Content/Gesundheitsmonitoring/Themen/Uebergewicht_Adipositas/Uebergewicht_Adipositas_node.html#:~:text=Zwei%20Drittel%20der%20M%C3%A4nner%20(67,ist%20stark%20%C3%BCbergewichtig%20(adip%C3%B6s).&text=Das%20Robert%20Koch%2DInstitut%20erhebt,Daten%20zu%20%C3%9Cbergewicht%20und%20Adipositas. [zuletzt abgerufen am 10.03.2022].

https://eatsmarter.de/ernaehrung/ernaehrungsarten/atkins-diaet [zuletzt abgerufen am 10.03.2022].

https://www.springermedizin.de/dgim-2021/adipositas/wie-sinnvoll-ist-low-carb-wirklich-/19098162 [zuletzt abgerufen am 10.03.2022].

https://www.urgeschmack.de/was-ist-ketose/ [zuletzt abgerufen am 10.03.2022].

https://www.aerzteblatt.de/archiv/201673/Gegen-Diabetes-und-Adipositas-Dein-Freund-der-Ketonkoerper [zuletzt abgerufen am 10.03.2022].

https://www.swissmom.ch/de/schwangerschaft/ernaehrung/kohlenhydrate/low-carb-in-der-schwangerschaft-15821 [zuletzt abgerufen am 11.03.2022].

https://www.internisten-im-netz.de/aktuelle-meldungen/aktuell/kohlenhydratarme-diaet-belastet-die-psyche-staerker-als-fettarme-diaet.html#:~:text=Eine%20aktuelle%20Studie%20zeigt%2C%20dass,Berufsverband%20Deutscher%20Internisten%20(BDI). [zuletzt abgerufen am 11.03.2022].

Abbildungsverzeichnis

Abb. 3.: LCHQ Ernährungspyramide, Quelle: https://lowcarbkompendium.com/low-carb-high-quality-lchq)

Abb. 4.: Tabelle glykämische Last, Quelle: https://docplayer.org/22520967-Die-logi-methode-in-aller-kuerze.html)

Abb. 5.: LOGI Ernährungspyramide, Quelle: https://logi-aktuell.de/logi-pyramide/)

Abb. 6.: Welche Lebensmittel sind basisch oder sauer, Quelle: https://www.gesund-und-ich.de/gesundes-essen/basische-ernaehrung/

Abb. 7.: Ernährungstagebuch, Quelle: Eigene Anfertigung)

BEI GRIN MACHT SICH IHR WISSEN BEZAHLT

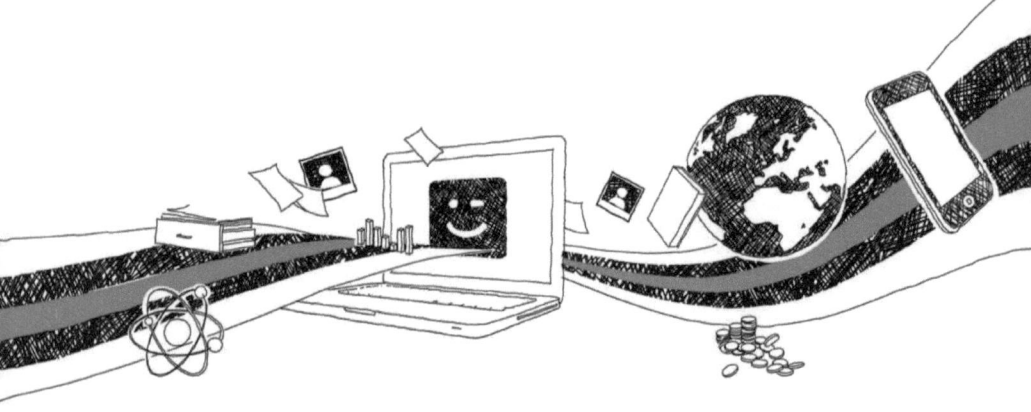

- Wir veröffentlichen Ihre Hausarbeit,
  Bachelor- und Masterarbeit

- Ihr eigenes eBook und Buch -
  weltweit in allen wichtigen Shops

- Verdienen Sie an jedem Verkauf

Jetzt bei www.GRIN.com hochladen
und kostenlos publizieren

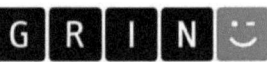